CONTRIBUTION A L'ETUDE

DES

PHLEGMONS SUS-HYOIDIENS

PAR

J HUGUET
Médecin aide-major de 1re classe
à l'Ecole spéciale militaire de St-Cyr

R. DE BOVIS
Médecin aide-major de 2e classe,
Ancien interne des hôpitaux de Lyon

PARIS
ASSELIN ET HOUZEAU
LIBRAIRES DE LA FACULTÉ DE MÉDECINE
Place de l'Ecole-de-Médecine

1894

CONTRIBUTION A L'ETUDE

DES

PHLEGMONS SUS-HYOIDIENS

PAR

J. HUGUET
Médecin aide-major de 1re classe
à l'Ecole spéciale militaire de St-Cyr

R. de BOVIS
Médecin aide-major de 2e classe,
Ancien interne des hôpitaux de Lyon

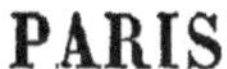

PARIS
ASSELIN ET HOUZEAU
LIBRAIRES DE LA FACULTÉ DE MÉDECINE
Place de l'Ecole-de-Médecine

—

1894

CONTRIBUTION A L'ÉTUDE

DES

PHLEGMONS SUS-HYOIDIENS

(*Phlegmons sublinguaux, angines de Ludwig*).

Avec la plupart des classiques contemporains, on a coutume d'étudier dans deux chapitres distincts l'anatomie du plancher de la bouche et de la région sus-hyoïdienne. Cette distinction est justifiée par l'évolution générale des processus pathologiques, qui ont leur siège dans la région du cou.

Suivant une méthode différente, Blandin et Jarjavay réunissaient ces deux territoires anatomiques, décrits par le premier sous le nom de région glosso-sus-hyoïdienne. C'est dans les couches profondes de celle-ci que se développent les phlegmons sublinguaux (1). La clinique est donc heureusement servie, au moins dans certains cas, par la manière de voir de ces deux chirurgiens. Comme nous le verrons plus tard, ces phlegmons évoluent dans l'espace compris, d'une part, entre le plancher buccal et le mylo-hyoïdien, d'autre part entre la symphyse mentonnière et l'épiglotte.

Historique. — En 1836, Ludwig, professeur à Stuttgard, publie un mémoire sur certaines indurations gangréneuses du cou, accompagnées d'angine. Il en fait une maladie spéciale (2) ; à l'appui de sa théorie, il apporte quatre observations

---

(1) A ce propos, nous ferons remarquer que nous préférons employer la dénomination de phlegmons sublinguaux, quoique celle de phlegmons sus-hyoïdiens soit plus généralement adoptée.

(2) Maladie causée, d'après cet auteur, par un facteur érysipélateux, auquel se superposerait un facteur nerveux : « Par son facteur érysipèle, elle favoriserait la disposition à l'inflammation gangréneuse comme dans le furoncle malin, tandis que par son facteur nerveux, elle prédisposerait à l'induration, et à la paralysie, comme dans la parotidite maligne. » In. Bœhler, th. Paris, 1884-1885, nº 295, page 75.

assez peu concluantes d'ailleurs (1). Depuis, beaucoup d'auteurs, allemands pour la plupart, inscrivent des cas similaires par eux observés, sous les titres de cynanche sublingualis, typhoïdes, reumatico-typhoïdes. d'angines de Ludwig (angina Ludovici). Cette dernière appellation devient bientôt à la mode, et c'est parmi ces soi-disant angines qu'il faut chercher les premiers types de nos phlegmons.

Cependant, les contemporains mêmes de Ludwig, Heyfelder, Blasberg, Von Thaden, Cnopf, réagissent contre sa doctrine, et von Thaden, cherchant un des premiers une localisation anatomique à cette affection, en fait un bubon sous-maxillaire.

En France, avant la thèse de Bœhler (2), nous ne trouvons presque aucun document sur la question. Les chirurgiens de la première moitié du siècle sont muets. Chassaignac (3) rapporte certains cas de phlegmasies du plancher de la bouche, mais les observations sont trop peu détaillées pour qu'on puisse les invoquer à l'appui des faits qui nous occupent. On peut en dire autant des faits rapportés par Maisonneuve (4). M. le professeur Verneuil, dans un travail paru en 1868 dans la *Gazette hebdomadaire*, dit incidemment qu'il a observé quatre cas de phlegmons sus-hyoïdiens terminés par la mort. En 1875, paraît la thèse de M. Dumonteil-Grandpré (5) sur l'abcès sous-lingual. Celles de Houillon et de Bœhler (6) nous font connaître les travaux parus à l'étranger sur l'angine de

---

(1) Ch. Nélaton. Bull. Soc. chir., 1892, p. 492.

(2) *Loc. cit.*

(3) Chassaignac. Traité de la suppuration, t. II, p. 163 et 224. Avant lui, Jarjavay écrit seulement que « le tissu graisseux de la base de la langue se continue avec celui qui sépare les muscles génio-glosses, et par conséquent avec celui du plancher de la bouche. — Voilà pourquoi les glossites profondes se sont accompagnées d'un engorgement dans cette dernière région ». Anat. chir., t. II, p. 143.

(4) *Clin. chir.*, t. II, p. 226 et 236.

(5) Paris, th. n° 212.

(6) *Loc. cit.*

Ludwig, et commencent à discuter son existence, que Roser (1) en Allemagne, Tissier (2) en France, défendent encore.

Mais, grâce au mémoire du professeur Delorme (3) en 1887, à la discussion (4) de la Société de chirurgie en 1892, au travail que la même année (novembre 1892), M. le professeur Guillet (de Caen), publie dans les *Archives provinciales de chirurgie*, l'angine de Ludwig s'est vue définitivement dissociée au profit des autres chapitres de la pathologie. De l'entité morbide admis autrefois par beaucoup, il ne reste plus rien aujourd'hui.

Malgré tout, la littérature classique est demeurée relativement fermée au phlegmon sublingual ; nous devons mentionner seulement une allusion dans le Traité de Follin et Duplay (5) et un article assez bref de M. Hartmann dans le Traité de chirurgie (6).

Enfin, parmi les récentes thèses, à citer celle (Paris 1893) de M. Leterrier sur « le phlegmon sublingual, dit angine de Ludwig ».

Étiologie et pathogénie. — Les inflammations de la bouche jouent un rôle important dans la production du phlegmon sublingual. La carie dentaire ou les opérations sur les dents sont accusées quinze fois (7), dont trois, relevant de la dent de sagesse (8) ; la dentition est notée mauvaise dans quatre autres cas (9), sans être incriminée d'une façon spéciale. Dans un cas très curieux (obs. 25, Guillet), le phlegmon a reconnu pour cause une petite plaie de la muqueuse, consécutive à un traumatisme du menton. D'autre part, 7 malades ayant présenté

(1) Die Ludgwishe angina. — *Deut. med. Woch.*, n° 11, 1883.

(2) *Progr. Méd.*, 1886, n° 36.

(3) Bull. et Mém. Soc. chir., p. 395 ; mémoire lu.

(4) Phlegmon infectieux sus-hyoïdien, par M. Linon, médecin-major, p. 370. Rapport de M. Nélaton, p. 492, Bull. et mém. Soc. chir.

(5) T. IV, p. 704.

(6) T. V, p. 378.

(7) Obs. 9, 12, 13, 15, 18, 21, 22, 23, 26, 27, 41, 43.

(8) 9, 12, 21.

(9) 2, 3, 7, 8.

d'abord des symptômes d'angine (1), on a pu, grâce à ces cas, ranger les faits pathologiques sous l'étiquette d'angine de Ludwig, et donner à cette singulière appellation une apparence de légitimité.

On a pu voir ces phlegmons se développer au début ou à la fin de l'évolution d'une maladie générale (2), fièvre gastrique, courbature fébrile, fièvre typhoïde (3), typhus. Six fois, le froid ou les refroidissements ont été mis en cause, avec plus ou moins d'évidence (4).

Le phlegmon sublingual peut aussi n'être que le résultat de la diffusion, de l'extension d'une inflammation développée plus en arrière dans la région de la parotide ou de l'angle de la mâchoire (5). Il peut enfin, comme dans un cas de Weiss, compliquer un phlegmon de la région massetérine (6).

Comme dans beaucoup d'autres affections, la misère physiologique, l'albuminurie, le diabète, l'alcoolisme, ont une certaine influence ; sur 49 malades, 6 fois ces facteurs entrent en ligne de compte (7). Cependant, il reste encore un nombre assez considérable de faits, dont l'analyse reste obscure, et dont la cause nous échappe.

Nous n'insistons pas sur l'âge, le sexe, le côté atteint : en comparant les observations, nous notons 6 enfants ayant moins de 10 ans ; sur ces 6, il y avait 3 nouveau-nés (8) ; l'un d'eux, chose assez curieuse, était venu au monde avec son phlegmon (9). Tous les autres malades, sauf un, ont de 20 à 50 ans, et plus particulièrement de 20 à 30 (près de la moitié). La localisation paraît se faire de préférence du côté droit,

---

(1) 17, 19, 35, 41, 45, 47, 50.

(2) Obs. 5, 35.

(3) Nélaton. Bull. Soc. chir., 1892, p. 494.

(4) Obs. 2, 7, 8, 32, 33, 39.

(5) Obs. 3, 33.

(6) Dans cette intéressante observation, il n'y avait aucune communication apparente entre les deux foyers.

(7) Obs. 17, 22, 23, 24, 36, 40.

(8) Obs. 31, 42 et 49 (personnelle).

(9) Obs. 31. (Dubois.)

(18 fois à droite pour 15 du côté gauche). Le sexe féminin n'entre que pour une proportion très faible (1/6 environ). En ce qui concerne les hommes, d'après Roser, ils seraient dans certaines professions, les militaires notamment, plus souvent atteints que les autres. — La statistique de Roser lui donne comme résultats, 7 militaires sur 20, et la nôtre, 17 cas dans le milieu militaire sur 50, soit un peu plus du tiers.

Les vieilles idées pathogéniques émises par les auteurs n'ayant plus guère qu'un intérêt historique, nous avons déjà rappelé tout ce qu'il comportait d'en dire, aussi nous n'y reviendrons pas.

Des opinions diverses ont été professées au sujet de la contagiosité de l'affection : tandis qu'elle est défendue par Roser et Tissier, Murchison (1), au contraire, dit n'en avoir observé aucun exemple, bien que les angines de Ludwig soient fréquentes aux îles Hébrides.

La bactériologie du phlegmon sublingual est encore à étudier. Quelques recherches ont déjà été faites, et les résultats sont les suivants : M. Maubrac (2), dans un cas, a trouvé le staphylocoque, MM. Delorme (3), Chantemesse et Widal (4), ont rencontré le streptocoque ; de même M. Manquat (5), qui a cherché sans succès le vibrion septique. Enfin, M. Macaigne (6) a trouvé un microbe ne rappelant aucune espèce pathogène connue.

Anatomie pathologique. — La plupart des autopsies n'ont donné que des renseignements assez vagues, beaucoup d'entre elles ayant été pratiquées à une époque où l'angine de Ludwig était en quelque sorte considérée comme une entité morbide. Si nos connaissances sont plus approfondies aujourd'hui, c'est que le bistouri est venu aider heureusement le scalpel.

---

(1) *Brit. Med. Journal*, 1875, p. 778.

(2) Obs. 46. (Delorme, Bull. et Mém. Soc. chir., 1892.)

(3) Obs. 28. (Delorme, *in* Th. Leterrier.)

(4) Th. Leterrier, p. 75.

(5) Rev. chir., 1893, in Brousses et Brault.

(6) Obs. 47. Leterrier, *loc. cit.*

La région glosso-sus-hyoïdienne est bien connue. Rappelons seulement la rareté du tissu cellulaire. La langue en est presque dépourvue. La muqueuse du plancher est renforcée de quelques fibres musculaires (1), doublée d'un tissu cellulaire de glissement plutôt que de remplissage ; elle se laisse pincer et soulever facilement (2). Quelques autopsies (3), et surtout les interventions chirurgicales (4), ont démontré nettement qu le pus se collecte au-dessus du mylo-hyoïdien. C'est là un de ses lieux d'élection ; mais quel est son siège exact à ce niveau? Dans l'autopsie pratiquée par M. Tordeus, le foyer était logé entre les muscles mylo-hyoïdien, hyoglosse et stylo-glosse ; chez un de ses malades, M. Nélaton (5) le trouva entre les fibres du génio-glosse. Nous croirions volontiers, surtout dans les cas cliniques graves, que son siège est intra musculaire; en d'autres termes, bien des phlegmons sublinguaux mériteraient le nom de *glassites basiques*. Il est, en effet, peu admissible qu'une collection purulente, immédiatement située sur la muqueuse, produise, comme nous le verrons, une tuméfaction dure, non fluctuante du plancher. De plus, l'évacuation spontanée de la poche est rare dans l'intérieur de la cavité buccale. Enfin, n'est-il pas à remarquer que des opérateurs ayant voulu intervenir par la voie buccale ont eu des insuccès, ou se sont vus dans la nécessité de plonger le bistouri à une profondeur considérable (6). Cependant il est possible que, dans certains cas, la collection purulente soit rencontrée sous la muqueuse.

A la partie la plus reculée de la base de la langue, se trouve un autre lieu d'élection bien mis en lumière par MM. Brousses et Brault (7) : c'est la loge glosso-thyro-épiglottique. Elle est fermée en avant par la membrane thyro-épiglottique. Sa

(1) Suzanne. *Arch. de Physiol.*, 1887.

(2) Malgaigne. *Traité d'anatomie chirurgicale*, t. II, p. 32, 1859.

(3) Obs. 5, 42.

(4) Obs. 9, 13, 14, 15, 16, 17, 21, 26, 27, 28, 46, 47.

(5) Obs. 13. (Nélaton, *loc. cit.*)

(6) Obs. 36. (Robert Cuffe, *Lancet*, 1867, p. 733.)

(7) *Revue de chir.*, 1893.

forme est celle d'un cône; le sommet répond au bord supérieur du cartilage thyroïde, la base à la portion de la langue située immédiatement en avant de l'épiglotte, et cette base est fermée par les replis muqueux glosso-épiglottiques. La loge est remplie de tissu cellulaire lamelliforme; elle envoie de chaque côté un petit prolongement dirigé vers la région thyro-hyroïdienne, latérale et comblée par un peloton adipeux.

Les inflammations de cette loge servent de trait d'union entre les phlegmons sublinguaux proprement dits, et les phlegmons du cou. Si nous les comprenons dans notre description, c'est que leur évolution clinique surtout et un peu l'anatomie, les rapprochent davantage des premiers.

Le pus offre des caractères variables; il peut être phlegmoneux, de bonne nature; il peut même, en dépit de son aspect louable, être fétide (1), absolument comme celui des abcès de la marge de l'anus. Mais très souvent, à n'en juger que par les faits publiés, la suppuration s'effectue sous forme de sanie roussâtre, fétide, mélangée à des lambeaux de tissus sphacélés, avec production de bulles de gaz. Ces derniers caractères sont-ils primitifs, ou le résultat d'une affection secondaire? Toujours est-il qu'on les constate quelquefois de très bonne heure, au bout de vingt-quatre heures (2), quarante-huit heures (3). Tandis que le pus phlegmoneux existe souvent avec une certaine abondance, le pus gangréneux n'existe qu'en minime quantité : la valeur d'un dé à coudre (4), d'une noisette (5), de deux drachmes (6).

L'étendue du foyer est variable; les chirurgiens de nos jours ne rencontrent que rarement des décollements étendus; il n'en est pas ainsi dans les cas graves par eux-mêmes ou rendus tels par l'abstention : on peut trouver une collection

---

(1) Obs. 16, 43 et 48 (pers.).
(2) Obs. 5. (Finger.)
(3) Obs. 21. (Chauvel.)
(4) Obs. 17, 27.
(5) Obs. 9. (Weiss.)
(6) Obs. 4. (Blasberg.)

se prolongeant jusqu'à l'os hyoïde ou même au cartilage thyroïde (1). Tous les muscles de la région sus-hyoïdienne sont noirâtres, réduits quelquefois en bouillie puriforme. Des traînées purulentes ont envahi la loge sous-maxillaire, le tissu cellulaire sous-hyoïdien.

Dans certains cas, les foyers peuvent d'ailleurs être multiples et avoir leur siège soit sur un seul côté (obs. 48 pers.), soit sur les deux, s'il y a eu bilatérilité dans la généralisation (2).

Les téguments ne sont atteints que beaucoup plus tard. La peau est d'ordinaire simplement œdématiée ; cependant, dans les cas graves, le tissu cellulaire sous-cutané commence à prendre une teinte noirâtre (3). Nous reviendrons d'ailleurs, à propos de la symptomatologie sur les lésions de la peau, en en même temps que nous étudierons celles de la muqueuse buccale.

Rappelons ici que Roser, parlant de l'angine de Ludwig, a considéré la glande sous-maxillaire, comme étant le siège d'origine, le point de départ de l'infection. En nous posant la question à propos du phlegmon sublingual, nous devons reconnaître que plusieurs faits semblent justiciables de la même interprétation : ceux, par exemple, de Roser (4), de Tordeus (5), de Reynier (6), où la glande était détruite ou infiltrée de pus. Heyfelder (7) l'a trouvée baignant dans un liquide putride : la périphérie présentait une coloration bleuâtre, mais le centre était normal. Nélaton et Chauvel (8), dans leurs interventions, trouvent un peu de pus dans sa loge. Mais à côté de ces faits qui peuvent passer pour probants, il en existe un certain nombre d'absolument négatifs : O. We-

---

(1) Obs. 21, 41, 50.

(2) Obs. 14, 15, 16, 26, 29.

(3) Obs. 21. (Chauvel).

(4) D'après Hénocque, *in Dict. Encycl.*, art. Sous-maxill. 2e série, t. V.

(5) Obs. 42. (Tordeus.)

(6) Obs. 24. (Reynier).

(7) Obs. 2. (Heyfelder).

(8) Obs. 13, 20.

ber (1) n'a jamais rien trouvé ; sur huit autopsies dont nous avons rassemblé les résultats (2), trois seulement (Tordeus, Reynier, Heyfelder, cités plus haut), mentionnent des lésions de la glande. — Dans six interventions chirurgicales pratiquées par MM. Nélaton, Delorme, Schwartz, Chauvel, Reynier (3), on constate de visu son intégrité absolue, et, dans tous les autres cas, rien n'a indiqué que la glande était malade. Ses lésions nous paraissent donc secondaires, au moins dans la généralité des cas.

En outre, des désordres principaux, primordiaux en quelque sorte, et sur lesquels nous venons d'insister, on peut trouver encore certaines lésions intéressantes : M. Chauvel (4) a trouvé le bord inférieur du maxillaire dénudé; Doïg a constaté, lui aussi un décollement du périoste du maxillaire. Au cou, Heyfelder a remarqué que les pneumogastriques et les récurrents avaient pris une teinte rouge sale, grâce à la diffusion de l'inflammation gangréneuse dans les régions du cou (5). Ce fait permet d'expliquer, dans une certaine mesure, les troubles dyspnéiques, — mais seulement dans une certaine mesure, — car d'autres facteurs importants entrent en ligne de compte : l'œdème du plancher buccal amène le refoulement de la langue, produisant en même temps de la dysphagie, de la dysphonie et même de la dyspnée : celle-ci est encore augmentée par l'œdème des replis aryténo-épiglottiques et de la muqueuse laryngée (6) ; dans un cas particulièrement curieux (7), l'épiglotte était détruite. Enfin l'œdème partiel ou total de la langue a été noté plusieurs fois (8).

Non seulement on a trouvé des lésions telles qu'elles sont décrites plus haut, lésions plus ou moins considérables sui-

(1) D'après Hénocque, *loc. cit.*

(2) Obs. 1, 2, 3, 4, 5, 7, 24, 42.

(3) Obs. 13, 14, 17, 21, 22, 46.

(4) Obs. 21 (Chauvel) 6, (Doïg). — Dans ces cas de décollements périostiques et de dénudations du maxillaire, ces désordres sont le plus souvent le résultat de phénomènes d'ostéomyélite infectieuse.

(5) Obs. 2. (Heyfelder.)

(6) Obs. 3, 5, 7.

(7) Obs. 3. (Bermann.)

(8) Obs. 5, 9, 26, 37, 40.

vant les cas, mais, dans certaines circonstances, il a été aussi constaté des infarctus pulmonaires, des abcès métastatiques, en un mot toutes les lésions caractéristiques de la pyohémie (1).

Cette étude anatomique nous permet d'établir la classification suivante où la clinique, comme nous allons le voir, trouve également son compte :

- Phlegmons sublinguaux
  - antérieurs ou proprements dits
    - sous-muqueux.
    - profonds
      - forme septique, gangréneuse.
      - forme phlegmoneuse franche.
  - postérieurs ou de la loge glosso-thyro-épiglottique.

Etude clinique

I. *Phlegmons sublinguaux proprement dits.* — Ils peuvent être superficiels, c'est-à-dire immédiatement sous-muqueux, ou profonds.

Des premiers (sous-muqueux), nous ne connaissons guère d'exemple : leur bénignité et peut-être aussi leur rareté les a fait échapper à toute description (2). D'autre part, les inflammations de la glande sublinguale, du canal de Wharton (3) rentrent dans la pathologie des glandes salivaires ; elles sont d'ailleurs exceptionnelles.

Nous nous occuperons donc tout particulièrement des inflammations profondes. Elle peuvent revêtir deux formes : septico-gangréneuse, et phlegmoneuse franche (4).

---

(1) Obs. 2. (Heyfelder.)

(2) Cependant, l'observation récente de M. Brault (Glossite basique latérale, *Arch. Prov. de Chir.* n° 8, 1893), nous montre que certaines inflammations superficielles et circonscrites de la base de la langue peuvent être moins simples dans leur évolution, et susceptibles de se compliquer de suppurations imprimant au pronostic une gravité relative.

Si les unes guérissent par résolution, d'autres peuvent réaliser un type analogue à celui observé par M. Brault, d'autres enfin, donneront naissance aux différents processus qu'il nous reste à passer en revue.

(3) Chassaignac. *Traité de la suppuration*, t. II, p. 224.

(4) Il est à remarquer que M. Hartmann, en étudiant (Tr. de chir. t. V) les lésions inflammatoires du plancher buccal, les a divisées en circonscrites et diffuses ou gangréneuses. Notre division est différente de celle de M. Hartmann : pour nous, la forme diffuse n'est pas toujours gangré-

A. *Forme septico-gangréneuse.* — *Symptomatologie.* — C'est surtout cette variété que l'on a confondue dans le syndrome vague de l'angine de Ludwig; c'est d'ailleurs sous le nom de cette dernière qu'il faut en lire les premières observations.

Un mouvement fébrile plus ou moins intense, quelquefois violent au point de simuler l'invasion d'une maladie générale, ou même simplement un grand frisson (1), la douleur dans la région sous-maxillaire, bientôt suivie du gonflement de la même région, annoncent la localisation infectieuse. Ces symptômes sont souvent méconnus quant à leur véritable nature, masqués par des névralgies attribuables à une carie dentaire, ou à une extraction récente, par une fièvre gastrique, soit par des phénomènes dysphagiques dûs ou imputés à une angine. En effet, l'angine existe fréquemment; nous l'avons vu à l'étiologie; et il arrive même encore aujourd'hui, que des malades vont s'égarer dans des services de Médecine (2).

La sécrétion salivaire peut être augmentée d'une façon notable; le fait a été signalé trois fois (3).

Les signes physiques vont s'accentuant, et du 3e au 5e jour, l'affection se montre avec ses symptômes caractéristiques. C'est d'ailleurs, à ce moment, que les malades viennent en général réclamer assistance.

Le gonflement s'étend à toute la région sus-hyoïdienne, quelquefois aux deux (4), mais avec prédominance pour un côté. Le bord libre du maxillaire ne se profile plus nettement; le sillon cervico-facial a disparu, ou paraît abaissé (Shwartz).

---

neuse; de même, le phlegmon sublingual vraiment circonscrit ne nous paraît pas avoir droit à une existence légitime, car la maladie, même dans la forme franche, peut présenter des symptômes de diffusion, et souvent pendant la plus grande partie de son évolution. On ne saurait à notre avis, confondre les formes diffuses et gangréneuses, pour les opposer aux formes circonscrites.

(1) Obs. 28. (Delorme *in* Th. Leterrier.)

(2) Obs. 7, 8, 14, 48 (pers.).

(3) Obs. 8, 27, 47.

(4) Obs. 7, 8, 13. 21, 23.

Le maxillaire semble énorme du côté atteint. L'asymétrie qui en résulte, jointe à l'immobilité de la tête, à la béance de la bouche, au suintement de la salive, donne aux patients un aspect à la fois « misérable et grotesque » (1). Quant à la peau sus-jacente, elle est encore mobile (2) et d'aspect normal ; d'autres fois elle est devenue à peine rouge et très légèrement œdématiée (3). Ce fait, important au point de vue du diagnostic, mérite d'être retenu.

Au palper, on trouve une tumeur dure, squirrheuse, ligneuse, pierreuse, accolée au bord inférieur du maxillaire avec lequel elle semble faire corps. Point de fluctuation (Delorme) ; toutefois dans un cas (4), on aurait pu trouver de la fluctuation profonde au 5e jour.

Un dernier signe physique, plus important que les précédents, est fourni par l'examen de la bouche : la muqueuse du plancher est soulevée par un bourrelet dur, saillant, au-dessous de la langue qu'il refoule en haut et en arrière. Cette muqueuse peut au début, se laisser encore pincer (5) ; plus tard, elle fait corps avec la tumeur, présente une coloration rouge violacée ; à sa surface, se dessinent de grosses veines (6). Le bourrelet reste dur, non fluctuant (7). Il y a quelquefois toute la hauteur des dents, qui marquent sur lui leur empreinte (8) ; à première vue, on pourrait le prendre pour la langue elle-même ; cette erreur est très explicable, à cause de la contracture des masséters, qui, ne faisant jamais défaut, rend le plus souvent impossible l'exploration soignée de la cavité buccale. En l'absence de constatation directe, on peut être renseigné par les malades qui accusent d'eux-mêmes la sensation de refoulement, de soulèvément de la langue (Delorme, Leter-

(1) Nélaton. *Bull. Soc. Chir., loc. cit.*

(2) Obs. 1, 2, 4, 7, 8, 23, 24.

(3) Obs. 9, 17, 20.

(4) Obs. 28. (Delorme *in* Leterrier.)

(5) Obs. 30 (pers.)

(6) Obs. 8 (Tissier).

(7) Le gonflement sublingual peut être unilatéral. Obs. 25 (Delorme).

(8) Obs. 15, 27.

rier (1). Dans un seul cas, ce signe a précédé les autres, et encore ne s'agissait-il pas d'une forme septico-gangréneuse (2).

La langue, dans sa portion libre, ne participe que rarement à ce gonflement, le fait (pour la totalité des phlegmons sublinguaux observés) n'est signalé que 5 fois (3), et 2 fois la tuméfaction était limitée au voisinage de la région enflammée.

Dans quelques cas, rares du reste, la langue peut devenir le siège de douleurs vives à la pression (Schwartz), le plus souvent, les douleurs sont vagues. Dans un cas même, elle n'était aucunement douloureuse (Tissier) ; elle gêne beaucoup moins par les phénomènes douloureux que par les troubles fonctionnels.

Assez fréquemment, le malade immobilise sa tête dans la flexion et la rotation, soit du côté opposé à la lésion (4), soit du même côté (5) ; l'exécution des mouvements est très limitée et rendue extrêmement pénible.

Nous avons déjà signalé la contracture constante des masséters ; son intensité peut être variable : Jones (6) a observé un cas dans lequel elle était presque complète, au point qu'une stapule seule pouvait être introduite dans la bouche ; si elle est peu prononcée, l'examen est rendu possible, et il faut se rendre compte soigneusement de l'état de la dentition, des amygdales, du voile du palais. Les dents sont souvent cariées quoique nullement douloureuses (Tissier) (7) ; chez un malade de Reynier (8), on a pu voir une masse pulpeuse, grise noirâtre, débordant de l'alvéole d'une dent récemment extraite et ayant l'aspect de tissu mortifié. Les amygdales, le voile du palais sont quelquefois un peu rouges et tuméfiés, mais ces

(1) Obs. 15, 46, 47.

(2) Obs. 39 (Dumonteil-Grandpré).

(3) Obs. 5, 9, 25, 36, 39.

(4) Obs. 7, 8.

(5) Obs. 27, 28.

(6) Obs. 11 (Jones, *Lancet*, juin 1891).

(7) Obs. 7, 8.

(8) Bull. et Mém. Soc. chir. p. 562.

lésions légères sont le plus souvent la conséquence de l'angine qui a précédé. Il peut exister aussi une coloration rouge et de la tuméfaction de l'épiglotte et des replis (1) ; même dans un cas, on a vu (Michel) un œdème blanc tremblottant de la glotte (2).

La déglutition est naturellement fort entravée ; celle des liquides surtout s'effectue difficilement. Les enfants refusent le sein et sont exposés à mourir d'inanition. Nous avons déjà signalé l'hypersécrétion de la salive : celle-ci s'écoule au dehors, sanieuse et fétide (3). La respiration peut rester libre, mais souvent dès le troisième ou quatrième jour, il y a déjà de la dyspnée, du cornage (4) ; la voix est rauque voilée (5), et le malade parle (suivant la comparaison d'un auteur anglais) comme s'il avait une pomme de terre dans la bouche (Holthouse) (6). La voix peut même être nasonnée (7).

Les symptômes généraux ne le cèdent en rien à la gravité des symptômes locaux ou fonctionnels. La température est élevée, elle oscille entre 39° et 40° (dans les observations 8, 12, 17, elle a atteint 40,4, 40,6, 40,5). Il y a quelquefois de grands frissons (8), de l'insomnie, des rêves pénibles, du subdelirium. Le teint est pâle, tant que la dyspnée n'est pas trop intense.

Marche. — Les jours suivants, la tumeur augmente de volume, les téguments s'œdématient, d'abord dans la région sous-maxillaire, puis par propagation à la nuque, à la face, et surtout au cou (9), du côté malade, parfois même des deux

---

(1) Obs. 6. (Doïg.)
(2) Obs. 10 (Michel, Soc. anat. 1890.)
(3) Obs. 7, 8, 14, 23.
(4) Obs. 7, 21, 26.
(5) Obs. 1, 4, 5, 8, 9, 15, 17, 18, 19, 20, 22, 45.
(6) Obs. 37 (A case of subglossitis. *Clin. Soc. transact.* London, 1869, t. II, p. 140).
(7) Obs. 47 (Leterrier.)
(8) Obs. 23, 24, 29.
(9) Obs. 4, 13, 15, 21, 22, 23, 24, 29, 45.

côtés (1). La région tuméfiée reste dure, squirrheuse, peu douloureuse. La peau sous-jacente devient rouge sombre, même parfois érysipélateuse (2). Dans les cas graves ou à évolution très rapide, on voit apparaître des points violacés, noirâtres (3). La tumeur se ramollit par places (4), ou même elle crépite sous le doigt (5). Le plus souvent ces symptômes graves se montrent de bonne heure, trahissant ainsi l'intensité du processus gangréneux (5ᵉ au 7ᵉ jour). Mais dans la généralité des cas, l'induration ligneuse persiste. Un enduit diphtéroïde peut recouvrir la muqueuse. comme dans les observations de MM. Linon (6), Debrie (7), et dans une de nos observations personnelles; des ulcérations apparaissent à sa surface; de petits lambeaux gangréneux s'éliminent, leur suintement putride se mélange à la sécrétion salivaire qui prend une teinte grisâtre ou sanieuse (8). Il peut même se former de véritables eschares sublinguales (9).

L'état général et les symptômes fonctionnels vont en s'aggravant; le pouls est rapide, filiforme; la peau, les sclérotiques prennent une teinte subictérique (10); les frissons se répètent; une sueur profuse et visqueuse couvre les malades.

Mais ce qui domine la situation, ce sont les symptômes respiratoires : leur constance égale leur intensité; la dyspnée est à la fois continue et paroxystique, la face est devenue vultueuse. A tout instant, la vie du malade est menacée, et le chirurgien est prêt à pratiquer la trachéotomie (11). L'intervention peut même être reconnue nécessaire (12).

(1) Obs. 14, 15, 50.
(2) Obs. 49 (pers.)
(3) Obs. 13, 23.
(4) Obs. 1, 2, 8.
(5) Obs. 2, 12.
(6) Bull. et mém., *loc. cit.*
(7) *Arch. méd. mil.*, 1893.
(8) Obs. 3, 8, 20.
(9) Obs. 11 (Jones).
(10) Obs. 2, 12, 13, 22, 24.
(11) Obs. 30 (pers.) et 45.
(12) Obs. 2, 12, 13, 22, 24.

Cependant, le pus tend à se faire jour, mais il n'y arrive que tardivement, et d'ailleurs, la mort peut survenir avant. L'ouverture spontanée du foyer est chose exceptionnelle ; nous ne l'avons notée que cinq fois, et encore, dans l'un des cas, il y avait eu des malaxations (1). Cette évacuation spontanée qui, en général, se fait par la bouche (2), est le plus souvent insuffisante. Quand le foyer tend à se faire jour du côté de la peau, on perçoit à la palpation un ou plusieurs points ramollis, vaguement fluctuants ; cette fluctuation a été notée à des périodes variables de l'évolution de la maladie (3), du 5e au 16e jour. Sur les cinq cas observés, deux fois il s'agissait de fusées dans la région sus-hyoïdienne ou sus-claviculaire (4) ; les trois autres faits étaient relatifs à des formes très graves, et deux malades succombaient malgré la ponction du foyer ramolli (5). Quant aux fusées purulentes qui tendent à se produire, elles se dirigent vers le cou, dans le voisinage du larynx (6), le creux sus-claviculaire et même le médiastin (7).

Terminaisons. — Avec Nélaton (8), on peut admettre dans ces inflammations deux variétés : 1° la septicémie suraiguë de la bouche ; 2° le phlegmon diffus gangréneux. La première de ces formes morbides tue sûrement et rapidement en trois ou quatre jours (9) ; parfois même la marche est foudroyante. Une malade de Finger présente un phlegmon au 12e jour de l'évolution d'un typhus exanthématique : vingt-quatre heures après, elle était morte.

La deuxième forme est plus lente dans son processus ; cependant, elle amène le dénouement fatal après dix ou douze jours.

---

(1) Obs. 11 (Delorme, Bull. et Mém).
(2) Obs. 3, 8, 14, 18, 20.
(3) Au bout de 5, 7, 10, 14, 16 jours.
(4) Obs. 4, 12.
(5) Obs. 1, 2.
(6) Obs. 1, 4.
(7) Obs. 12 (Linon, Bull. et Mém. Soc. chir.)
(8) Bull. et mém. Soc. chir. 1892, p. 494.
(9) Obs. 17, 19, 22,

Est-ce à dire que la guérison spontanée soit impossible ? Nous n'en connaissons qu'un seul exemple, car nous ne pensons pas qu'il faille faire les honneurs de la guérison au traitement médical qui, dans la circonstance, fut le seul institué. Il a été recueilli par M. Schwartz, alors qu'il était interne de Demarquay : le pus noirâtre et fétide fut évacué par la bouche. Un second cas pourrait être rapproché de celui de Schwartz (1); il appartient à Blasberg (2), mais ce dernier auteur n'indique pas nettement quels étaient les caractères de la suppuration. En tout cas, voici la curieuse méthode à laquelle il eut recours : ayant cru remarquer vers la partie antérieure du cou, une tendance à la fluctuation, il fait coucher son malade sur le ventre pendant trois jours. Au bout de ce temps, il trouve un point fluctuant au niveau de la région laryngienne, le ponctionne et fait sortir deux drachmes de pus fétide. Le malade guérit. Enchanté de son procédé, Blasberg l'applique à un autre malade et avec le même succès.

Le mécanisme de la mort est variable : l'intoxication septicémique semble la cause la plus commune (3); l'asphyxie plus ou moins aiguë, plus ou moins chronique, concourt d'ailleurs à avancer l'acte final (4) qui se dénoue quelquefois dans la brutalité d'une syncope (5).

B. *Forme phlegmoneuse franche.* — Elle ne diffère de la précédente que par l'absence de phénomènes septicémiques et les caractères de la suppuration : le pus est louable et non gangréneux ; ce qui n'exclut pas la fétidité, d'ailleurs. Les symptômes locaux et fonctionnels restent les mêmes : tumeur sous-maxillaire, dure, ligneuse, recouverte par une peau normale ou légèrement rouge (6) ; saillie œdémateuse du plancher, marquée de l'empreinte des dents (7), sensation de sou-

(1) Bull. et Mém., 1892.
(2) *In* Boehler, *loc. cit.*
(3) Obs. 2, 3, 5, 7, 17, 22, 23, 24.
(4) Obs. 1, 6.
(5) Obs, 13, 19.
(6) Obs. 43 (Barker).
(7) Obs. 38, 39.

lèvement de la langue qui peut être elle-même œdématiée (1); dysphagie, dyspnée, etc., rien ne manque au tableau.

Comme M. Hartmann semble le dire (2), la gravité et la diffusion ne sont pas l'apanage de la forme gangréneuse seule. Plusieurs malades ont eu des fusées purulentes (3); d'autres, des phénomènes asphyxiques tellement intenses que le médecin a dû rester au chevet de son malade (4) ou même pratiquer la trachéotomie (5).

En général, dans cette forme clinique, la température peut n'être pas très élevée (37,8, obs. 47); on l'a vu cependant atteindre 39° (obs. 46 et 48 pers.).

La guérison spontanée peut s'observer : ou bien le pus s'évacue à l'intérieur de la cavité buccale (6), mais dans ce cas, on est souvent obligé de pratiquer ultérieurement un débridement au niveau des téguments (7) ; ou bien la régression survient spontanément : dans les faits de Ludwig, Leube, Hœring, Hager, Holthouse (8), la guérison s'effectua sans un coup de bistouri et sans un crachat purulent apparent. Il faut remarquer cependant qu'un de ces malades avait la sensation d'une ulcération dans la gorge; mais l'examen direct fut sans résultat, et le malade ne cracha jamais de pus. D'autre part, le malade de Holthouse eut en même temps une véritable décharge salivaire au moment de la résolution. Etait-ce bien un phlegmon? Par contre, un malade de Barker eut une récidive. Enfin tel phlegmon qui paraît d'allure franche, peut prendre un caractère malin au cours de son évolution : dans l'observation de M. Delorme (9), le pus était jaune lors de la première incision, une deuxième poussée

---

(1) Obs. 36, 39.
(2) Tr. de chir., *loc. cit.*
(3) Obs. 41 et obs. 48 (pers.)
(4) Obs. 45 (Hager).
(5) Obs. 38 (Maunder).
(6) Obs. 33, 40, 41, 42, 43.
(7) Obs. 40, 41, 43.
(8) Obs. 32, 33, 35, 37, 45.
(9) Obs. 16 (Delorme).

inflammatoire, accompagnée de dyspnée intense, se fit presque aussitôt après et le second foyer contenait un pus séreux, mal lié.

Dans les cas abandonnés à eux-mêmes, la durée peut être très variable ; on ne saurait d'ailleurs la préciser d'une façon rigoureuse, beaucoup de malades n'étant plus suivis dès que leur guérison paraît assurée. La durée moyenne varie de quinze jours à trois semaines ; mais il est noté (1) trois fois sur six malades que la convalescence fut longue, de six à sept semaines dans 2 cas,de plusieurs mois mois dans l'autre. Ce dernier cas, il faut le dire, fut compliqué de rhumatisme infectieux.

II. *Phlegmon sublingual postérieur ou de la loge glosso-thyro-épiglottique.* — La seule observation que nous possédions est celle de MM. Brousses et Brault qui est très démonstrative ; nous nous contenterons donc de résumer les signes cliniques qu'elle met en lumière.

Au début, apparaît le gonflement de la portion supéro-antérieure du cou, dont le maximum siège à la hauteur de la région thyro-hyoïdienne. Le rebord du maxillaire se profile encore librement. La trachée paraît quelque peu portée en avant. Ce palper révèle entre les deux sterno-mastoïdiens, au niveau et un peu au-dessus du thyroïde, une masse de consistance ligneuse, semblant constituée par le pharynx et le larynx réunis dans une gangue épaissie. Ces divers symptômes seraient un peu plus prononcés d'un côté que de l'autre. Pas de fluctuation. Le plancher de la bouche n'est ni soulevé ni œdématié : sur la partie médiane de la base de la langue apparaît un œdème local « sous forme d'une petite saillie rougeâtre qui semble une petite luette infiltrée ». Pas de contracture de massėters.

Mais ce tableau clinique fait place en fort peu de temps à celui bien connu du phlegmon antérieur que nous avons déjà décrit. La langue est refoulée par l'œdème du plancher, et est elle-même augmentée de volume. Les régions sous-maxillaires

---

(1) Obs. 33, 45 et 48.

se tuméfient, etc. N'oublions pas de mentionner les troubles fonctionnels qui, existant dès le début, peuvent être, avec plus ou moins d'intensité, ce qu'ils sont dans les formes de phlegmon précédemment étudiées.

L'observation de MM. Brousses et Brault concernait un phlegmon à forme gangréneuse : la tuméfaction gagna les joues qui se couvrirent de phlyctènes. Un traitement énergique eut heureusement raison de cet envahissement. Entre temps, la muqueuse buccale s'était ulcérée et le malade rejetait du pus par la bouche. Plus tard, l'examen laryngoscopique démontra que le pus s'échappait au niveau des replis aryténo-épiglottiques.

Complications. — C'est, en réalité, parmi les complications que nous devrions étudier les troubles de la déglutition, de la phonation, de la respiration ; mais ceux-ci sont tellement fréquents, pour ne pas dire constants ; ils donnent à la maladie une physionomie si particulière, qu'il est plus logique sinon indispensable de les décrire, comme nous l'avons fait, à la symptomatologie.

Les complications qui restent à signaler sont relativement rares.

Tissier a attiré l'attention sur le rhumatisme infectieux qui a évolué chez un de ses malades (1) ; le même fait a été observé chez un malade de Hager (2) : dans le premier cas, l'arthrite envahit le genou gauche, puis le droit, dès le début de la maladie ; c'est, au contraire, à son déclin que les membres inférieurs furent pris dans le cas rapporté par M. Hager. Ces arthrites disparurent, d'ailleurs, sans laisser de traces. Il est à noter que, dans les deux cas, il ne s'agissait que du même type de phlegmon : l'un avait des tendances gangréneuses ; l'autre guérit spontanément, et ce fut précisément ce dernier qui exigea une convalescence de plusieurs mois.

L'albuminurie a été recherchée quelquefois ; on l'a constatée

---

(1) Obs. 8 (Tissier).

(2) Obs. 45 (Hager, *Berl. Klin. Woch.*, mars 1888).

rarement (1), et uniquement au cours de phlegmons septico-gangréneux.

Nous devons rappeler aussi ce malade de M. Delorme (2) qui, sans cause appréciable, devint glycosurique après un phlegmon à forme franche.

Enfin, signalons, comme complication particulière aux nouveau-nés, les convulsions, ainsi que nous avons pu le constater dans un cas (3).

DIAGNOSTIC

I. *Phlegmons sublinguaux antérieurs ou proprement dits.* — Trois signes principaux les caractérisent : l'induration extrême de la région sous-maxillaire, l'état des téguments qui ont le plus souvent conservé leurs caractères normaux, et surtout le soulèvement du plancher buccal : ce dernier signe est d'une telle importance que M. Delorme est tenté de le considérer comme pathognomonique (4). Ainsi caractérisé, le phlegmon sublingual antérieur est assez typique pour que le diagnostic soit rendu facile.

Nous n'avons à parler des tumeurs du plancher que pour les éliminer; leur évolution spéciale, dépourvue de symptômes pyrétiques ou fonctionnels aigus, rend toute erreur impossible.

Nous rappelons seulement, pour mémoire l'existence possible d'un lipome (grenouillette, graisseuse sus-hyoïdienne) ou encore d'un kyste dermoïde ayant pour siège la même région. Ces affections sont rares et le diagnostic facile à établir. M. Reclus dans ses Cliniques chirurgicales de l'Hôtel-Dieu, a consacré une intéressante leçon à la relation d'un cas curieux de kyste sus-hyoïdien.

---

(1) Obs. 8 et 11 (indépendamment des cas où les malades étaient déjà albuminuriques, obs. 22 et 23).

(2) Obs. 46 (Delorme, Bull. et Mém.)

(3) Obs. 49 (pers.)

(4) *In* Th. Leterrier, 1893, p. 85.

Les inflammations de la glande sublinguale (1) et du canal de Wharton n'ont pas de retentissement dans la région sus-hyoïdienne. Cependant la whartonite pourrait s'accompagner d'une sous-maxillite; mais,dans ce cas, on trouverait un gonflement sublingual limité à un seul côté, et reproduisant la forme anatomique des organes.

D'un diagnostic plus délicat pourraient être les inflammations de la face interne du maxillaire; d'autant qu'elles sont susceptibles de donner quelquefois naissance à un phlegmon sublingual. Il nous semble cependant que la palpation attentive des faces interne et même externe de l'os, peut permettre de faire la distinction.

L'adéno-phlegmon sous-maxillaire, sous angulo-maxillaire, précarotidien, la périostite de la face externe du maxillaire, la fluxion dentaire, le phlegmon sous-hyoïdien, toutes ces affections peuvent être mises en cause au lieu du phlegmon sublingual; mais leur siège est souvent très différent, la peau s'enflamme d'ordinaire dès les premiers jours, fait corps avec la tumeur; enfin et surtout, le soulèvement du plancher fait défaut (2).

II. *Phlegmon sublingual postérieur ou de la loge glosso-thyro-épiglottique.*

Disons de suite avec Brousses et Brault, que le diagnostic de cette forme ne paraît possible qu'au début; à cette période, la confusion est permise avec les phlegmons superficiels ou profonds de la région sous-hyoïdienne: les premiers sont de suite écartés grâce aux modifications inflammatoires des téguments. Le phlegmon de la gaine du sterno-mastoïdien, les adéno-phlegmons cervicaux ont un siège très spécial et caractéristique. Quant aux phlegmons latéraux laryngés et

---

(1) Voir à ce sujet : Altemaire et de Bovis : Un cas de sublinguite primitive (contr. à la path. de la glande sublinguale). *Archiv. de méd. mil.*, juillet 1893.

(2) M. Aussilloux (*Revue de clin. et thér.*, 1892), a décrit un phlegmon sus-hyoïdien gangréneux sous-aponévrotique avec soulèvement du plancher. Nous serions volontiers tentés de croire que ce phlegmon n'était devenu superficiel que secondairement.

pharyngiens qui, eux aussi, s'accompagnent de symptômes fonctionnels graves, ils ne pourront être différenciés que par une observation attentive du siège de l'inflammation; dans le phlegmon glosso-thyro-épiglottique, le maximum de l'induration et du gonflement se trouve immédiatement au-dessus du cartilage thyroïde.

D'autre part, l'absence de contracture des mâchoires et de soulèvement sublingual empêcherait de songer à un phlegmon antérieur proprement dit; mais, les premiers jours une fois passés, la distinction devient impossible.

Enfin une dernière question peut se poser : Le diagnostic de phlegmon sublingual antérieur étant fait, est-il possible de prévoir l'évolution clinique et de déterminer assez à l'avance la marche vers la forme franche, ou la forme septico-gangréneuse. La réponse sera fournie par l'étude de la température et l'analyse attentive des symptômes généraux; attendre, pour se prononcer, la fluctuation, la crépitation gazeuse ou les eschares, constituerait, en somme, une grande faute pour le chirurgien.

Pronostic. — Le pronostic est variable suivant l'âge du malade : les enfants semblent être atteints de préférence par la forme phlegmoneuse franche; sur cinq enfants, nous ne trouvons dans un aucun cas, signalée, la tendance gangréneuse. Il y a eu cependant une mort, mais il s'agissait d'un nouveau-né de 3 jours, chez lequel aucune intervention ne fut pratiquée (1).

Les états diathésiques exercent une influence évidente : sur 12 cas terminés par la mort, 6 fois elle est survenue chez des cachectiques, des goutteux, des albuminuriques, des diabétiques, des alcooliques.

---

(1) Dans un cas (obs. 49 pers.), la mort serait survenue par inanition si l'intervention avait été différée, l'enfant n'ayant plus tété depuis environ douze heures. Le mouvement de succion était rendu impossible par la contracture violente des masséters, et par le refoulement de la langue en haut. Il faut ajouter à cela l'état de prostation du petit malade qui venait d'avoir des convulsions la veille du jour où la sage-femme se décida à prendre avis d'un médecin.

En outre, il est particulièrement intéressant de constater combien le pronostic est variable suivant le mode de traitement employé. Le phlegmon à forme franche donne comme résultats une mort sur 6 cas qui furent abandonnés à eux-mêmes (1). Le phlegmon gangréneux a déterminé 4 fois la mort, sur 5 cas qui ne furent pas traités chirurgicalement, et 3 fois sur 5 autres cas où l'intervention fut tardive ou incomplète ; par intervention tardive, nous entendons ces ponctions *in extremis*, pratiquées dans les foyers ramollis du cou.

Sur 14 cas où l'intervention fut pratiquée largement, et en général de bonne heure, il y eut 4 morts seulement, et encore 3 des décès survinrent-ils chez des alcooliques, diabétiques ou albuminuriques.

Ces chiffres nous semblent suffisamment éloquents.

Ajoutons que sur 10 cas de guérison, on compte 7 jeunes soldats ou sujets de corps d'élite, fait qui confirme ce que nous avons dit, à propos de l'influence du terrain et des diathèses.

Il reste enfin à remarquer que, pour si utile et justifié que soit l'acte chirurgical, le coup de bistouri ne supprime pas toujours d'emblée la fièvre, abstraction faite des poussées secondaires. Dans l'observation 15, la température se maintient quelques jours encore à 39°; dans les observations 8 et 20, elle met huit jours pour revenir à la normale. Dans l'observation 8, cette régression s'accompagne même de trois ou quatre grandes oscillations.

Le retour à la santé parfaite ne s'est, dans certains, cas, effectué qu'après plusieurs mois (2).

Localement on a pu voir persister la raideur de la mâchoire (3), l'œdème dur du plancher de la bouche (Delorme)

---

(1) Sur les 5 autres cas, dans 4 il n'y eut pas de suppuration à proprement parler ; dans le 5e, l'ouverture se fit par la bouche ; le malade eut des arthrites infectieuses et la guérison fut lente (obs. 33, Hœring).

(2) Obs. 12, 14, 15.

(3) Plus d'un mois, dans l'obs. 20.

pendant plusieurs semaines (1), et même pendant plusieurs mois (2).

Traitement. — Rappelons, pour mémoire, la thérapeutique ancienne : elle était basée sur la méthode antiphlogistique ou dérivative; les résultats furent le plus souvent désastreux; de nos jours, sangsues, vésicatoires, saignées, ipéca, calomel, émétique, doivent céder le pas au bistouri. On pourra sans doute trouver dans ces agents, d'utiles auxiliaires pour combattre la fièvre, la douleur, l'asphxyie; mais à tout prendre, il ne faut rien espérer des moyens médicaux dont l'efficacité est d'ordinaire peu durable.

Dans les formes septiques graves, le chirurgien doit se garder de leur emploi. L'intervention doit être à la fois hâtive et active ; elle sera pratiquée avant même toute apparence de fluctuation, celle-ci étant, comme nous l'avons dit, un symptôme tardif et inconstant.

La première idée qui se présente à l'esprit, est d'inciser la tuméfaction du plancher de la bouche. Mais cette opération rendue à peu près impossible par la contracture des massé-ters, offrirait plusieurs inconvénients : la difficulté des lavages, de l'écoulement des liquides, de l'aseptisation du foyer suivie de tous les dangers d'une infection post-opératoire. D'ailleurs il ne faut pas compter trouver le pus dans le voisinage de la muqueuse. Plusieurs opérateurs (3) n'ont obtenu que du sang par les incisions : Robert Cuffe (4) a été plus heureux, mais il n'est arrivé sur le foyer qu'après une incision très profonde et des manœuvres assez laborieuses ; de même M. Guillet (5), dans l'intervention qu'il a eue a pratiquer.

Bien plus facile et heureuse est l'intervention par la voie sus-hyoïdienne. L'incision peut être pratiquée latéralement ou sur la ligne médiane. L'incision latérale (Delorme) est

---

(1) Obs. 15, 16, 26, 27, 46.

(2) Obs. 14 (Bull. et Mém. Delorme).

(3) Obs. 8, 13, 26, 33.

(4) Obs. 36 (Robert Cuffe).

(5) Obs. 25. (E. Guillet).

applicable aux cas où l'empâtement de la région, siégeant au niveau de l'un des côtés, ne présente aucun point localisé de ramollissement et n'empiète que peu, ou pas, sur la ligne médiane. L'incision latérale présente certains avantages : l'écoulement des liquides se fait mieux que par l'incision médiane antérieure qui, quand le malade est dans le décubitus, n'offre pas une déclivité suffisante. Elle donne surtout plus de jour ; l'ouverture n'est pas bridée par les fibres parallèles des mylo-hyoïdiens. L'incision, prolongée en arrière, permet au chirurgien d'atteindre la loge sous-maxillaire, si elle contient du pus, ce qui arrive quelquefois.

L'incision médiane est la plus employée par les chirurgiens (incision médio-sus-hyoïdienne) ; elle a l'avantage de laisser une cicatrice presque invisible, et, en outre, elle donne un jour suffisant, dans la plupart des cas. Cependant, il est bon de la compléter par un débridement latéral, pour peu que la nécessité s'en fasse sentir, et, principalement, dans le cas de foyers multiples (1).

Le manuel opératoire pour l'incision par voie latérale (2) est le suivant; incision sous-maxillaire de 5, 6 et même 7 centimètres partant du raphé médian-sus-hyoïdien, et cheminant à un doigt au-dessous du bord libre de la mâchoire. Dans quelques cas, l'incision peut être double (3), ou en fer à cheval (4) (Chauvel). Il faut inciser couche par couche jusqu'au mylo-hyoïdien, déchirer celui-ci avec la sonde cannelée et, en continuant cette manœuvre au-dessus de lui, on ne tarde pas à ouvrir le foyer. Le chirurgien doit alors, avec l'index, explorer la cavité, non seulement pour assurer l'évacuation complète, mais surtout pour se rendre compte s'il n'existe pas, de l'autre côté de la ligne médiane, un autre foyer (5).

S'il n'y a pas de communication avec la bouche, les lavages

(1) Obs. 14, 15, 16, 28.

(2) Delorme.

(3) Obs. 14, 15, 16 (Delorme).

(4) Obs. 20.

(5) Obs. 28 (Delorme *In* th. Leterrier.)

sont faits avec du sublimé ; dans le cas contraire, à l'eau boriquée. Ces lavages sont renouvelés jusqu'à nettoyage comple de la cavité. En outre du pansement local, il y a lieu de ne pas oublier de pratiquer l'antisepsie buccale par les moyens habituels.

Un traitement tonique et reconstituant (café, alcool) rend les plus grands services ; il est au traitement chirurgical un adjuvant indispensable.

Quant aux diathèses, s'il en existe, il faut les pallier par tous les moyens accoutumés.

En ce qui concerne la variété glosso-thyro-épiglottique, à ses débuts, il y aurait lieu, d'après Brousses et Brault, de pratiquer l'incision de la laryngotomie, suivant la méthode de Velpeau ou celle de Malgaigne.

Les fusées purulentes de la région sous-hyoïdienne nous ramènent aux phlegmons du cou et leur thérapeutique n'est pas différente ici de ce qu'elle est ailleurs.

Enfin, la trachéotomie devra quelquefois précéder toute intervention locale en raison des menaces d'asphyxie. Mais le meilleur moyen de la combattre et surtout de la prévenir, est encore le débridement sous-maxillaire.

Observations personnelles inédites.

I

(Obs. n° 30 de l'index analytique).

Un jeune soldat de 23 ans est envoyé d'urgence à l'hôpital le 25 octobre, vers 7 heures du soir. Le médecin du régiment l'accompagne et nous donne sur son malade les détails suivants :

Cet homme a été trois jours en traitement à l'infirmerie, pour angine et légère tuméfaction consécutive de la région sublinguale droite.

Dès le 2e jour, du côté de la cavité buccale, on note les troubles suivants : bourrelet dur assez volumineux développé au niveau de la région sublinguale droite et gênant considérablement les mouvements de la langue. La muqueuse qui le recouvre est rouge, violacée et masquée par d'un enduit grisâtre; elle a gardé sa mobilité par rapport aux plans sous-jacents : loin d'être adhérente, elle se laisse pincer. L'examen des téguments permet de constater un gonflement notable des parties; la peau est tendue, légèrement adhérente. Pas de rougeur des tissus. Par la palpation, on détermine une douleur intense. Phénomènes généraux : fièvre (39,2), diarrhée, troubles de la déglutition, dyspnée.

Dans le courant du 3e jour, le malade, étant encore à l'infirmerie, est pris de douleurs plus aiguës ; dans la nuit, elles deviennent extrêmement vives ; la déglutition de la salive même devient de plus en plus pénible. Contracture très accentuée des masséters. La température est de 40°. Les troubles respiratoires augmentent ; le malade étant en imminence d'asphyxie, on le transporte à l'hôpital, au cas où la trachéotomie serait nécessaire.

C'est à ce moment que nous voyons le malade pour la première fois. Nous sommes frappés de l'intensité des phénomènes généraux qui semblent en opposition absolue avec les désordres locaux, car les téguments ne présentent presque pas de rougeur. Aucune fluctuation n'est révélée par la palpation.

La situation est jugée grave, mais la trachéotomie est différée. L'un d'entre nous est chargé de rester auprès du malade,au cas où le moindre incident légitimerait l'intervention.

Cette dernière a été rendue inutile, une légère amélioration s'étant produite. La température descend graduellement à 38,3.

C'est seulement quatre jours après l'entrée du malade à l'hôpital que la palpation permet de reconnaître une zône de fluctuation très limitée. Une incision est pratiquée du côté droit, d'après le procédé de M. Delorme, et détermine la sortie d'une très minime quantité de pus de coloration brune, mal lié et mélangé de quelques grumeaux blanchâtres.

A partir de ce moment, la rémission graduelle des phénomènes locaux et généraux s'est opérée.

La guérison est complète après dix-neuf jours. Au moment où le malade quitte l'hôpital, la résolution du bourrelet sublingual s'est déjà opérée.

II

(Obs. n° 48.)

Le nommé P..., âgé de 21 ans, est admis à l'hôpital le 16 octobre pour une angine. Cinq jours après son entrée, il accuse quelques troubles de la déglutition ; du côté droit, la région sublinguale est tuméfiée et légèrement douloureuse. Au 7e jour, le médecin traitant constate l'apparition de phénomènes dyspnéiques peu intenses il est vrai, mais des plus nets. Quoique le malade ait peu de fièvre (la température n'a jamais été supérieure à 39°); on l'évacue sur la division des blessés, avec le diagnostic de phlegmon sublingual au début. En effet, la maladie ne tarde pas à se confirmer. Le bourrelet sublingual devient, après quelques jours, dur, volumineux, de teinte rouge violacée. La contracture des masséters est peu considérable, mais elle existe. Au niveau des téguments, on remarque que les régions sus et sous-hyoïdiennes sont le siège d'une inflammation subaiguë qui s'étend en arrière, vers l'angle de la mâchoire. La dépression cervico-maxillaire est complètement effacée, masquée par le gonflement et l'induration des tissus. Il ne survient aucune modification dans l'état du malade, jusqu'au 30 octobre. La dyspnée n'augmentant pas, la température continue à osciller entre 38,2 le matin, et 38,8 à 39° le soir.

Le 31 octobre, le malade se plaint de n'avoir pu reposer un seul instant la nuit précédente ; il a souffert beaucoup de lancements ayant leur point de départ dans la région sus-hyoïdienne droite à deux travers de doigt de la ligne médiane. A la palpation, on trouve en cet endroit, une zône de fluctuation évidente ; par l'incision pratiquée, s'échappe une quantité notable de pus bien lié, de couleur jaunâtre mais fétide, au point de nous rappeler par l'odeur le pus des abcès de la marge de l'anus.

A la suite de cette intervention, le malade se trouve bien soulagé, la dyspnée disparaît complètement.

Cependant, la température reste toujours au-dessus de 38°, fait dont l'explication est vite donnée par la constatation, le 5 novembre, d'un second foyer, en communication avec le premier, et situé plus en arrière dans la région sous-maxillaire.

Malgré une incision suffisante et des lavages répétés, on ne parvient pas à empêcher la formation d'une troisième fusée purulente dans la région sous-hyoïdienne, au point le plus déclive. Le 12 novembre, une incision est faite à la limite des tissus sains. Le drainage est pratiqué avec des mèches de gaze iodoformée. A partir de ce jour, la fièvre cesse, et la période de réparation commence. Toutefois, la suppuration ayant persisté assez longtemps, la guérison s'effectue lentement et n'est complète que le 5 janvier.

III

(Obs. n° 49.)

L'enfant C..., du sexe masculin, présente au 6e jour après la naissance, un peu d'empâtement de la région sublinguale droite. En même temps, la fièvre envahit le petit malade qui a de fréquentes lipothymies. Toute la région cervico-maxillaire devient bientôt très volumineuse, la peau est tendue, très rouge. Comme ces phénomènes se sont produits très rapidement, la sage-femme qui donne les soins, croyant avoir affaire à un érysipèle, nous fait demander en consultation.

Nous trouvons l'enfant (qui est au 9e jour), très affaissé. La respiration est pénible et saccadée. Il a eu la veille des convulsions et il n'a plus tété dans la nuit, ni dans la matinée, ne pouvant plus pratiquer le mouvement de succion. L'examen nous révèle les faits suivants : bourrelet sublingual dur, assez volumineux, refoulant la langue en haut; la contracture des masséters rend l'exploration très difficile. Au niveau de la peau, phénomènes inflammatoires intenses, tissus indurés, et, au centre, un point,plus facilement dépressible au palper,nous permet d'affirmer la présence d'une collection purulente. L'intervention est reconnue nécessaire; de l'incision, pratiquée immédiatement,s'échappe une quantité relativement considérable de pus (plus d'une cuillerée à soupe.)

On fait des lavages répétés à l'eau phéniquée très faible (1 0/0) et du drainage. L'état général est relevé avec un peu d'alcool (grogs, thé alcoolisé).

La guérison est complète douze jours après l'intervention.

INDEX ANALYTIQUE ET BIBLIOGRAPHIQUE

I. — *Phlegmons sublinguaux antérieurs.*

A. — Forme septico-gangreneuse.

Observation I. (Hein. Th. Boehler, 84-85, n° 295. Obs. V.) — Officier. Refroidissement. Côté gauche. Observé au 5e jour : signes habituels (1), pas de dyspnée; 10e jour : tumeur sous-maxillaire augmente, dyspnée; 12e jour : points ramollis à la partie déclive ; incision d'un point ramolli, pas d'amélioration. Mort par asphyxie le 18e jour.

(1) Par signes habituels, nous entendons l'induration sous-maxillaire, le soulèvement sublingual, la constriction des mâchoires et la dyspnée.

Obs. II. (*Ibid.* Obs. XIV.) — Homme de 37 ans, goutteux. Refroidissement. Côté droit; 1er jour : courbature, frissons, douleurs dans la région sus-hyoïdienne; 2e jour : tumeur sous-maxillaire, dysphagie; 3e jour : bourrelet sublingual; peau normale; dysphonie, teinte ictérique; 7e jour : tumeur se ramollit par places et crépite sous le doigt sueurs visqueuses; ponction : pus fétide et gaz; 8e jour : grande incision, du menton à la parotide; tissus gangrenés; 9e jour : coma. mort. Autopsie : gangrène gazeuse du cou, glande sous-maxillaire bleuâtre à la périphérie, normale au centre; même aspect du corps thyroïde. Teinte rouge sale des pneumo-gastriques et récurrents, Abcès pulmonaires. Arachnoïde laiteuse.

Obs. III. (Bermann. *Ibid.* Obs. XV.) — Jeune fille de 18 ans. Refroidissement et névralgie dentaire; 2e jour : tumeur parotidienne peu douloureuse, périostite alvéolo-dentaire; 3e jour : dysphonie, ouverture spontanée sous la langue; 4e jour : le gonflement envahit le cou, jusqu'au sternum; 5e jour : puis le thorax; dureté ligneuse; peau rouge violacée, dyspnée, traitement médical; 10e jour : mort. Autopsie : sphacèle étendu du menton au sternum, épiglotte détruite. Muqueuse laryngée, tuméfiée.

Obs. IV. (Blasberg. *Ibid.* Obs. XIX.) — Charretier, 36 ans. Côté Porteur d'une tumeur sous-maxillaire indolente, depuis huit jours, peau normale; 11e jour : tumeur envahit le cou; bourrelet sublingual, dyspnée, dysphonie, etc. On fait coucher le malade sur le ventre, trois jours après, pus collecté dans la région laryngienne. Incision et évacuation du foyer. Guérison complète au bout de trois ou quatre semaines.

Obs. V. — (Finger. *Ibid.* Obs. XXII.) — Femme de 29 ans. Typhus exanthématique. Côté gauche. Le 12e jour de son typhus, elle offre les signes habituels du phlegmon sublingual. Marche foudroyante. Mort le soir même. Autopsie : sérosité purulente pure, pâle, infiltrant le cou, le larynx, le pharynx, le voile du palais et la moitié gauche de la langue.

Obs. VI. (Doïg. *British Medical Journal*, 1876.) — Soldat. Côté gauche. Vu le 3e jour; signes habituels, hypersécrétion salivaire. Peau presque normale. Aggravation et dyspnée progressive. Ponction sur l'angle de la mâchoire qui est un peu rouge et œdématié : pas de pus. 7e jour : mort par asphyxie. Autopsie : la région cervicale presque entière est gangrénée, le périoste maxillaire est décollé. L'épiglotte et ses replis sont larges et tuméfiés. Infarctus.

Obs. VII. (Tissier. Angine sous-maxillaire infectieuse, *in Progrès médical*, 1886. Obs. III.) — Employé des postes ambulantes, 43 ans. Refroidissement? dents cariées. Côté droit. Douleurs, puis tumeur sous-maxillaires. Vu le 3ᵉ jour : signes habituels. Palpation peu douloureuse. Peau normale. Dents cariées indolentes, salive fétide (le soir) dyspnée et menaces d'aphyxie. Trachéotomie. 4ᵉ jour : respiration libre, mais aggravation de l'état général. Le soir : incision médiane sus-hyoïdienne : sang noirâtre et détritus gangrenés. Coma. Mort la nuit du 4ᵉ au 5ᵉ jour.

Obs. VIII. (Tissier. *Ibid.*) — Employé des postes ambulantes, 35 ans, camarade du précédent. Côté droit. Carie dentaire. Courbature, puis douleur et tumeur sous-maxillaire au début. 2ᵉ jour : douleurs dans le genou gauche. En ville, on incise sans succès le bourrelet sublingual. 3ᵉ jour : entre à l'hôpital (en Médecine); signes habituels, peau normale. Tête penchée en avant et à droite. Dents cariées mais indolentes, salive grisâtre, sanieuse. Ulcérations de la muqueuse. 4ᵉ jour : salive sanieuse et grumeaux gangréneux. Haleine fétide. Aggravation. 5ᵉ jour : apparition d'un point ramolli large comme une pièce de 5 francs. Albuminurie vague. Incision du point ramolli : sang et débris sphacélés.

Amélioration progressive; demande à sortir le 12ᵉ jour. Le malade revient de temps en temps se faire panser : il persiste pendant longtemps de l'induration sous-maxillaire et une pâleur un peu terreuse des téguments.

Obs. IX. (Weiss, *in Bull. et Mém. Soc. Chir.*, 1887, p. 52.) — Etudiant de 24 ans, carie de la dent de sagesse inférieure gauche. Vu le 3ᵉ jour : signes habituels, présente en plus une tuméfaction non fluctuante de la joue gauche et du gonflement de la langue. Dyspnée paroxystique et menaces d'asphyxie ; le soir, trachéotomie. 4ᵉ jour : la joue crépite sous le doigt, ponction de l'abcès de la joue et incision sus-hyoïdienne médiane. Débridement du mylo-hyoïdien. Guérison au bout de trois semaines.

Obs. X. (Michel, *in Bull. Soc. Anat.*, 1890, p. 513.) — Homme de 52 ans. Carie dentaire et refroidissement. Côté gauche. Observé le 5ᵉ jour : signes habituels, peau légèrement rouge, palpation très douloureuse, pas de fluctuation. Salivation grisâtre et visqueuse. Le soir : aggravation et menaces d'asphyxie. 6 heures : incision médio-sus-hyoïdienne. 11 heures : mort par asphyxie. Autopsie ; infiltration et foyer gangréneux, côté droit du cou. Foyer phlegmoneux rétro-maxillaire. Glandes congestionnées et un peu indurées. OEdème blanc, tremblottant, de la partie supérieure du larynx.

Obs. XI. (T. A. Jones, *in Lancet*, 1891, juin.) — Boucher, 50 ans. Côté? 1er jour : début brusque, signes habituels. Une spatule peut à peine passer entre les dents. Albuminurie. Scarifications sublinguales et sangsues sous-maxillaires; 2e jour : incision profonde sus et sous-hyoïdienne. 3e jour : le gonflement a gagné le sternum. Application de sangsues à ce niveau. Amélioration le soir. Guérison. Le malade est suivi jusqu'au 17e jour. Convalescence lente.

Obs. XII. (Linon. *Bull. et Mém. Soc. Chir.* 1892.) — Soldat, 24 ans, Extraction incomplète d'une dent de sagesse cariée, de la mâchoire inférieure. Observé dix jours après l'extraction de la dent, signes habituels : bourrelet sublingual énorme avec liséré diphtéroïde. Etat typhoïde. T. 40°6. 10e jour : incision médio-sus-hyoïdienne; 14e jour, aggravation, haleine fétide, adynamie; 16e jour : tumeur gazeuse sus-claviculaire à droite ; 17e jour : incision sus-claviculaire, pas de pus ; 18e jour : issue de pus et de gaz par cette incision; 30e jour: tuméfaction phlegmoneuse présternal ; 31e jour : incision présternale et résection partielle du sternum. Drainage du médiastin. Guérison, mais convalescence longue. Le malade ne peut partir que cinq mois après la dernière intervention.

Obs. XIII. (Nélaton. *Ibid.*) — Femme, 40 ans. Carie dentaire. Côté gauche. Observée le 4e jour : signes habituels. Le gonflement a déjà envahi le côté droit. Peau non rouge, violacée par places ; face terreuse. 1re incision médio-sus-hyoïdienne: foyer putride entre les muscles génio-glosses; 2e incision sur la glande sous-maxillaire gauche : sérosité infecte dans sa loge. Ponction du bourrelet sublingual : ne donne que du sang. Amélioration à la suite de l'intervention. 4e jour, soir : mort par syncope.

Obs. XIV. (Delorme. *Ibid.* Obs. I.) — Jeune soldat. Entre dans un service de Médecine pour angine. Observé le 8e jour : signes habituels. Peau rouge sombre. Palpation douloureuse. Salivation. Ouverture de la loge sous-maxillaire : pas de pus. Débridement du mylo-hoïdien : pus mal lié et infect. Même opération des deux côtés. En dix-douze jours les plaies se tarissent. Il s'écoule plusieurs mois avant le retour de la santé parfaite, et la disparition du bourrelet sublingual.

Obs. XV. (Delorme. *Ibid.* Obs. II.) — Jeune soldat. Carie dentaire. Observé le 5e jour : signes habituels. Dysphonie. 6e jour : peau rouge sombre. Œdème de la face. Empreinte des dents sur le bourrelet sublingual. Débridement du mylo-hyoïdien : pus mal lié, infect. Guérison : le bourrelet sublingal met plus de quinze jours à se résoudre.

Obs. XVI. (Delorme. *Bull. et Mém. Soc. Chir.*, 1892. Obs. III.) — Jeune soldat. Côté droit puis gauche. Vu le 5e jour : signes habituels. Salivation. Sensation de soulèvement de la langue. Incision du mylo-hyoïdien : pus jaune, fétide, 12e jour : la température s'élève de nouveau. Gonflement sus-hyoïdien gauche. Incision du mylo-hyoïdien à gauche : pus mal lié. Guérison. Au 24e jour : il existe encore de la raideur dans la mâchoire et du gonflement sublingual.

Obs. XVII. (Schwartz. *Ibid.* Obs. I.) Marchand de vin, alcoolique; 29 ans. Angine au début. Pas de carie dentaire. 3e jour : signes habituels ; teinte rougeâtre vague de la peau sus-jacente. Haleine fétide, subdélirium. T : 40°5 le soir. Ni sucre, ni albumine. Incision sous-maxillaire double : foyer profond paraissant siéger à la base de la langue ; un dé à coudre de pus fétide. Thermo-cautère. Mort le 5e jour.

Obs. XVIII. (Schwartz. *Ibid.* Obs. II.) — Maître d'hôtel, 23 ans. Carie de la deuxième petite molaire inférieure droite. 3e ou 4e jour : signes habituels, haleine fétide. Peau sèche et brûlante. 6e jour : crachat d'une cuillerée à soupe d'un liquide noirâtre et fétide. Amélioration. Traitement. Cataplasmes, gargarismes ; calomel. Guérison au bout de trois ou quatre semaines.

Obs. XIX. (Schwartz. *Ibid.* Obs. III.) — Commis voyageur, 45 ans. Angine au début. Signes habituels, douleurs vives. Mort le soir du 3e jour, par syncope.

Obs. XX. (Chauvel. *Ibid.* Obs. I.)— Gendarme ; côté gauche. Pas de carie dentaire; 2e jour : tuméfaction sus et sous-hyoïdienne, surtout à gauche. Crachement de pus et de sang pendant la nuit, sans amélioration. 4e jour : incision de la loge sous-maxillaire : un peu de pus. 6e jour : aggravation et dyspnée paroxystique. Débridement du mylo-hyoïdien : issue du pus gangreneux. Guérison. Mais la température ne revient à la normale qu'au 12e jour.

Obs. XXI. (Chauvel. *Ibid.* Obs. II.) — Garde de Paris. Extraction de la dent de sagesse à droite ; 3e jour : signes habituels. Pâleur de la face. Dyspnée extrême. Tuméfaction légèrement rosée et œdémateuse, étendue jusqu'aux clavicules. Anesthésie. Incision (double) de la sublinguale. Foyer gangréneux au-dessus du mylo-hyoïdien, s'étendant jusqu'au bord supérieur du cartilage thyroïde. Maxillaire inférieur dénudé à droite. Amélioration immédiate après l'opération. Guérison.

Obs. XXII. (Reynier. *Ibid.* Obs. I.) — Homme de 55 ans, albuminurique. Carie et névralgies dentaires. 4e jour : l'affection du malade est prise pour une fluxion dentaire simple. Vu le 6e jour : signes habituels. Face terreuse. Pas de pus dans la loge sous-maxillaire. Sanie fétide et gaz infiltrent le tissu cellulaire et les muscles sus-hyoïdiens. Thermo cautère. Mort dans la coma du 6e au 7e jour.

Obs. XXIII. (Reynier. *Ibid.* Obs. II.) — Homme alcoolique, diabétique et albuminurique. Extraction de deux dents cariées à droite; 2e jour (après l'extraction) : engorgement sous-maxill. droit; 4e jour : signes habituels, salive sanieuse, fétide; masse pulpeuse, noirâtre, s'élevant de l'alvéole des dents extraites; 6e jour : peau devient noirâtre dans les points déclives, le traitement chirurgical ne put être tenté à temps; 7e jour : Mort.

Obs. XXIV. (Reynier. *Ibid.* Obs. III.) — Homme de 25 ans. Dents cariées. Epuisé par les privations et de très longues marches. Côté droit. Malade depuis cinq jours, a déjà eu un frisson violent. Observé le 5e jour : signes habituels, peau normale, pas de fluctuation. Raideur de la nuque. Yeux ictériques. Incision au thermo-cautère; foyer putride sous-aponévrotique. 9e jour : coma, mort. Autopsie. Glande sous-maxillaire infiltrée de pus. Les régions sus et sous-hyoïdienne forment une bouillie gangréneuse.

Obs. XXV. (Guillet. *Arch. Prov. Chir.*, no 5, 1892.) — Homme; bonne santé. Coup de pied de cheval, région du menton, petite plaie muqueuse. 2 incisives inférieures cassées; quatre jours après : gonflement très marqué de la région sus-hyoïdienne, avec prédominance à gauche Tuméfaction dure, ligneuse, langue gonflée, tuméfiée, petite plaie de le muqueuse, sanieuse à bords décollés. Fièvre, état adynamique. 12 sangsues sur la région malade. Respiration très difficile, impossibilité d'avaler les liquides. Température élevée. 2 incisions parallèles par voie buccale de chaque côté de la base de la langue. Hémorragie. Apparition du pus, après exploration faite avec la sonde cannelée, à plusieurs centimètres de profondeur. Le lendemain était satisfaisant. Amélioration progressive, guérison après quinze jours.

Obs. XXVI. (Delorme. *In. th. Leterrier.* Paris, 1893. Obs. 28.) — Soldat, 24 ans. Douleurs et carie dentaires. Côté gauche. 3e jour : signes habituels. Douleurs vives. Œdème de la moitié gauche de la face. Incision de la gencive sans résultat. 4e jour débridement du mylo-hyoïdien. Amélioration immédiate et guérison. Trente-huit jours après l'opération, le bourrelet sublingal persistait encore.

Obs. XXVII. (Delorme. *In. th. Leterrier.* Paris, 1893, Obs. 29.) — Soldat, 23 ans. Côté droit. Carie et névralgies dentaires. 2e jour : apparition des signes habituels. Salivation abondante. Observé le

5e jour : mêmes signes, pâleur de la face. Débridement du mylo-hyoïdien. Issue d'un dé à coudre de pus fétide, mal lié. Guérison rapide, mais le bourrelet sublingual persiste plus de trois semaines.

Obs. XXVIII. (Delorme. *Ibid.* Obs. 30.) — Soldat, 21 ans. Côté droit. 1er jour : signes habituels ; 2e jour : grand frisson, salivation ; 5e jour : œdème de la face. Fluctuation profonde sous-maxillaire. Débridement du mylo-hyoïdien à droite, pus mal lié et fétide. Second foyer à gauche. Guérison complète le 30e jour. Le pus contenait des streptocoques.

Obs. XXIX. (Debrie. *Arch. Méd. Milit.*, mars 1893.) — Soldat, 21 ans. Fluxion dentaire (carie d'une grosse molaire inférieure gauche). La fluxion s'accroît et le gonflement gagne le cou. Frissons. Dyspnée. 3e jour : signes habituels. Teinte érysipélateuse de la peau. Enduit diphtéroïde sur la muqueuse. Salivation. Soir : la température remonte. Incision de la sublinguale : pus sanieux, mélangé de gaz. 4e jour : ébridement dans le fond de la plaie, nouvelle issue de pus ; 5e jour : amélioration. Guérison.

Obs. XXX. (Obs. pers., inédite ; Huguet-de Bovis.) Soldat, 23 ans. Côté droit. Angine. 2e jour : signes habituels. Gêne considérable des mouvements de la langue. Enduit diphtéroïde sur la muqueuse qui reste encore mobile. 3e jour : douleurs très vives, déglutition presque impossible. Imminence d'asphyxie. Intensité des phénomènes généraux. T. 40°. 7e jour : incision (procédé Delorme). Pus brunâtre, sanieux, en minime quantité. Guérison après dix-neuf jours.

b. — Forme phlegmoneuse franche.

Obs. XXXI. (Dubois, *Arch. gén. Méd.*, 1827, XIII, p. 81.) — Nouveau-né, naît avec son phlegmon. Observé le 5e jour : dysphagie complète ; 5e jour : incision sublingnale, issue de pus phlegmoneux. Guérison.

Obs. XXXII. (Ludwig, *in* th. Bœhler, Paris, 84-85, n° 295. Obs. II.) — Jeune femme. Côté gauche. Refroidissement. Angine. Observé le 4e jour : tumeur sous-maxillaire peu douloureuse ; 6e jour : apparition du bourrelet sublingual, dysphagie ; 7e jour : le gonflement gagne la parotide et le côté droit. Aggravation de l'état général. Voix croupale. Traitement antiphlogistique. Guérison. Au bout de trois semaines, la tumeur disparaît. Pas de suppuration.

Obs. XXXIII. (Haering. *Ibid.* Obs. VI.) — Fillette de 11 ans. Côté droit. Refroidissement. 1er jour : apparition d'une tumeur parotidienne; 4e jour : elle augmente. Peau normale et mobile. Frisson violent. 7e jour : gonflement sublingnal. La tumeur parotidienne a gagné le menton en avant, la clavicule en bas. Scarifications buccales, pas de résultat immédiat. Traitement médical et antiphlogistique, le reste du temps. 8e jour : la tuméfaction s'accroît toujours, douleurs vives ; 10e jour : amélioration ; 11e jour : petites ulcérations sur la muqueuse sublinguale. Guérison. Elle n'est complète qu'au bout de sept semaines.

Obs. XXXIV. (Haering. *Ibid.* Obs. VII.) — Enfant de 5 ans. Signes habituels. Traitement médical antiphlogistique. Guérison en quatre ou cinq jours. Pas de suppuration.

Obs. XXXV. (Leube. *Ibid.* Obs. XII.) — Jeune femme, 28 ans. Angine. Côté ? 2e jour : induration sublinguale peu marquée ; 3e jour : signes ordinaires. Peau mobile, normale. Pas de douleurs à la pression. État général grave. 4e jour : amélioration ; 11e jour : début de la convalescence. Le malade accuse la sensation d'une ulcération dans sa gorge. Rien à l'examen.

Traitement médical. Guérison. Le malade n'a jamais craché de pus.

Obs. XXXVI. (Robort Cuffe. *Lancet*, décembre 1867, p. 733.) — Homme alcoolique, Age ? Côté ? 1er jour : tumeur à l'angle de la mâchoire. Dysphonie ; 2e jour : langue volumineuse, sortant de la bouche ; 3e jour : aggravation de l'état général, sans dyspnée; même jour, soir, incision vers la partie postérieure de la langue, il ne sort que du sang ; 4e jour : menaces d'asphyxie. Reprise de l'incision buccale, flot de pus. Guérison.

Obs. XXXVII. (Holthouse. *Clin. Soc. trans.* 1869, II, p. 140.) — Homme 31 ans. 2e jour : signes habituels, mais sans dyspnée. Enduit blanchâtre sur le bourrelet sublingual, qui est de niveau avec les dents. 5e jour : diminution de la tumeur, en même temps que salivation très abondante. Scarifications buccales, pas de résultat. Guérison complète le septième jour.

Obs. XXXVIII. (Maunder. *Brit. Med. Journal*, 1873, I, p. 117.) — Jeune homme de 21 ans. Côté gauche. Vu le 4e jour : signes habituels. Pas de dyspnée. Empreinte des dents sur le bourrelet sublingual de niveau avec les dents. 6e jour : incision sous-maxillaire, un peu de pus; 7e jour (soir) : dyspnée extrême. Laryngotomie. Le larynx est dévié à droite. Guérison. Le tube est enlevé huit jours après la laryngotomie.

Obs. XXXIX. (Dumonteil-Grandpré. Th. Paris, 1875, n° 212. Obs. I.) Terrassier, 31 ans. Refroidissement. Côté droit. 1er jour : angine ;

2e jour : sensation de soulèvement de la langue. Vu le 6e jour : signes habituels. Langue œdématiée, surtout vers sa base. Douleurs vives. Empreintes des dents sur la muqueuse ; 6e jour : incision sous-mentale, pus mal lié ; 11e jour : la plaie est presque fermée. Le gonflement de la langue et du plancher a presque disparu.

Obs. XL. (Duplay, *in* th. Dumonteil-Grandpré, 1875, n° 212. Obs. IX.) — Menuisier, 23 ans, alcoolique. Refroidissement ? Côté ? Vu le 3e jour : signes habituels. Douleurs lancinantes. Les deux côtés sont envahis. 5e jour : le gonflement diminue, délire ; 7e jour : ouverture spontanée à droite du frein de la langue. Traitement médical au début ; 10e jour : incision de la région sus-hyoïdienne, qui est devenue rouge et tendue ; 19e jour : guérison complète.

Obs. XLI. (Parker. *Lancet*, 17 octobre 1879. Obs. III.) — Enfant de 7 ans. Névralgie dentaire. Signes habituels du phlegmon sublingual. Fistule sublinguale conduisant jusqu'à l'os hyoïde. Au bout de quelques jonrs, fluctuation sous le menton. Incision du point fluctuant. Guérison. Les mouvements de la langue demeurent gênés quelque temps.

Obs. XLII. (Tordeus, *in Revue mens. des mal. de l'enfance*, 1885, p. 579.) Nouveau-né. Apparition des signes habituels, deux jours après la naissance ; 3e jour : évacuation spontanée de pus par la bouche. Amélioration. Traitement médical. 8e jour : convulsions. Mort. Autopsie. Le foyer est situé entre les muscles myloïdien, hyo et stylo-glosse. La glande sous-maxillaire est détruite.

Obs. XLIII. (Barker. *Lancet*, 1885, p. 571. Obs. I.) — Enfant de 8 ans. Douleurs dentaires. Refroidissement. Côté droit. Observé le 4e jour : signes habituels, peau sus-jacente pâle, sauf une tache rouge sous le menton. Fluctuation vague à ce niveau. Incision sous-mentale, pus fétide en petite quantité ; 8e jour : évacuation spontanée de pus par la bouche ; 10e jour : pneumonie. Guérison le 28e jour. Les mouvements de la mâchoire et de la tête sont encore un peu gênés.

Obs. XLIV. (Barker, *Ibid.* Obs. II.) — Femme 25 ans. Carie dentaire. Côté droit. Observé le....., signes habituels. Teinte érysipélateuse de la peau, gonflement s'étendant jusqu'aux clavicules ; 4e jour : évacué dans un service d'érysipèle ; 5e jour : point fluctuant sus-hyoïdien. Incision médio sus-hyoïdienne, sans résultat. Incision du point fluctuant, pus crémeux. 9e jour : la malade, presque guérie, quitte l'hôpital ; 16e jour : elle rentre avec les mêmes symptômes. On rouvre sa plaie et on lui arrache une dent. Guérison le 33e jour.

Obs. XLV. (Hager (1), *Berl. klin. Wochen*, mars 1888, n° 12 p. 225.) — Homme 39 ans. 1er jour : fièvre, céphalalgie, angine, délire ; 6e jour : tumeur sous-maxillaire ; 21e jour : la tumeur s'est accrue, dyspnée ; 25e jour : la tumeur a gagné la clavicule, menaces d'asphyxie; 27e jour : tumeur en voie de régression ; 30e jour : les articulations du membre inférieur deviennent douloureuses.

Traitement médical. Guérison. Convalescence de plusieurs mois.

Obs. XLVI. (Delorme. Bull et Mém. Soc. chir., 1892. Obs. IV.) — Garde républicain. Observé le 5e jour : signes ordinaires, sensation, de soulèvement de la langue. Incision de la loge sous-maxillaire, pas de pus. Débridement du mylo-hyoïdien, pus bien lié. Devient diabétique au début de sa convalescence. Guérison. Le bourrelet sublingual persiste trois semaines. Bactériologie : staphylocoques.

Obs. XLVII. (Leterrier. In th. Paris, 1893. Obs. XXXI.) — Désiré J..., 46 ans. Côté gauche. Angine au début. Observé le 10e jour : signes habituels, douleurs vives, sensation de soulèvement de la langue. Pas de dyspnée. Voix nasonnée. T. 37°. 4. 11e jour : chloroforme ; débridement du mylo-hyoïdien, pus inodore. Guérison complète le 23e jour. Bactériologie : présence d'un microbe non classé.

Obs. XLVIII. (Obs. pers. inédite. Huguet-de Bovis.) — Soldat, 21 ans. Angine. Evacué d'un service de Médecine, sept jours après son entrée à l'hôpital. Côté droit. Signes habituels. Température ne dépassant pas 39°, fusées purulentes, une sous-maxillaire, une sous-hyoïdienne. Suppuration persistante, pus franc, mais fétide. Trois incisions les 15e, 20e et 27e jours après le début de l'angine. Guérison lente, complète après plus de deux mois et demi.

Obs. XLIX. (Obs. pers. inédite. Huguet-de Bovis.) — Enfant (garçon), âgé de 6 jours. Côté droit. Signes habituels. Aspect érysipélateux des téguments. Au 3e jour, convulsions, impossibilité de téter pendant douze heures. Une incision, pus en notable quantité. Guérison, douze jours après l'intervention.

II. — *Phlgmon sublingual postérieur ou de la loge glosso-thyro-épiglottique.*

Obs. L. (Brousses et Brault. *Rev. de chir.*, février 1893.) — Soldat, 23 ans. Refroidissement, 1er jour : frissons, fièvre et douleur côté

---

(1) Hager et non Hayes comme il a été imprimé dans les Bulletins et Mémoires de la Société de chirurgie.— L'observation de cet auteur ne nous paraît pas très concluante.

droit de la gorge. Dyspnée et dysphagie les jours suivants. 6e jour : tumeur sus-thyroïdienne bilatérale. Salivation. Dyspnée et dysphagie, pas de contracture des mâchoires. Œdème local vers la base de la langue. 6e jour : incision de la carotide externe, pas de pus ; 7e jour : apparition des symptômes du phlegmon sublingual; le soir, incision médio-sus-hyoïdienne, pus fétide, gangréneux, en arrière des génio-hyoïdiens ; 8e jour : crachement de pus ; 9e jour : diffusion de l'inflammation vers la joue, avec tendance érysipélato-gangréneuse, cautérisations multiples de la joue au fer rouge ; 20e jour : sécrétion des plaies tarie. La guérison est assurée. Le laryngoscope montre une ulcération placée au niveau des replis glosso-épiglottiques et d'où sort un peu de pus.

Paris.—Typographie A. DAVY, 52, rue Madame.— *Téléphone.*

www.ingramcontent.com/pod-product-compliance
Lightning Source LLC
LaVergne TN
LVHW012015160826
845678LV00002B/856

* 9 7 8 2 3 2 9 6 6 6 4 4 0 *